I0407026

# Hausgemachte Repellentien

# Der ultimative Guide: 40 natürliche hausgemachte Insektenschutzmittel für Mücken, Ameisen, fliegen, Schaben und häufige Schädlinge

## Inhaltsverzeichnis

# The Ultimate Guide: 40 Natural Homemade Insect Repellents

## The Ultimate Guide: 40 Natural Homemade Insect Repellents

# Einführung

Sommer Zeit deutet häufig die Fehler-Saisonstart. Die Störung beginnt mit unaufhörlichen Summen und von den Moskitos beißen. Sie werden auch sehen, die gruseligen kriechenden Insekten wie Ameisen und Kakerlaken. Schaben verursachen Verunreinigung von Lebensmitteln, Küchenutensilien und Oberflächen, auf denen sie kriechen. Es gibt die stechenden Insekten wie Bienen und Wespen, die eine allergische Reaktion auslösen können.

Schadinsekten sind oft Bestandteil des Hauses und finden Sie unter den Teppich in Spalten und Ritzen, in Schränken und fast überall im Haus. Die Insekten werden uns Schutz, Nahrung und sogar Wärme im Haus bemühen. Diese Schädlinge können sich als ein großes Ärgernis in der Wohnung. Sie können Krankheiten wie

# The Ultimate Guide: 40 Natural Homemade Insect Repellents

Lebensmittelvergiftung, West-Nil-Virus, Malaria, Hautausschläge, unter anderen Krankheiten verursachen.

Um Schädlinge zu kontrollieren, hat die erste Intervention zu tun, sie nicht ins Haus einladen. Das Haus muss sauber gehalten werden. Bewahren Sie Lebensmittel in Behältern aufbewahrt und wischen Sie verschüttete Lebensmittel entfernt.

Jedoch auch mit der besten Bemühungen, das Haus sauber zu halten, finden die Insekten immer einen Weg ins Haus. Die konventionelle Art und Weise loszuwerden die Schadinsekten ist durch den Einsatz von Insektiziden und Insekten Glitzerpigmenten, die schnell und effektiv. Die in diesen Produkten enthaltenen Chemikalien möglicherweise gefährlich und hartnäckig in der unmittelbaren Umgebung des Hauses.

Sicherheit ist wichtig. Sie wollen diese Schädlinge loszuwerden und das Ziel auf die sicherste Art und Weise zu erreichen. Verbraucherberichten zufolge nur 23 Prozent der Insekten Glitzerpigmenten und Insektizide in den Markt für Kinder sicher sind.

Natürliche und hausgemachte Produkte sind am sichersten in der Abschaffung mit den eindringenden Insekten. Sie können zu Hause zu einem Bruchteil der Kosten von einigen von den herkömmlichen Produkten zubereitet werden. Zutaten sind Kochen Standardelemente und Kräuter, die Insekten Abwehr Eigenschaften enthalten.

Die hausgemachten Produkte sind gleich wirksam und können verwendet werden, im Haus und im freien camping und Wandern. Sie finden sie praktisch vor allem, wenn Sie kein Fan von den giftigen Chemikalien sind.

## Kapitel 1:

## Warum gehen alle natürlichen

Die traditionelle Verwendung von pflanzlichen Repellents kann wieder viele Generationen zurückverfolgen. Die Pflanze Repellentien wurden zum Schutz vor Insektenstichen und Host Suche nach Parasiten verwendet.

Die Entdeckung von neuen pflanzlichen Repellents ist stark abhängig von Ethnobotanik. Studien im Laufe der Jahre durchgeführt wurden und als wertvolle Ressource gehandelt haben. Die ethnobotanical Studien haben die Entwicklung der neuen natürlichen oder hausgemachte Produkte informiert.

# The Ultimate Guide: 40 Natural Homemade Insect Repellents

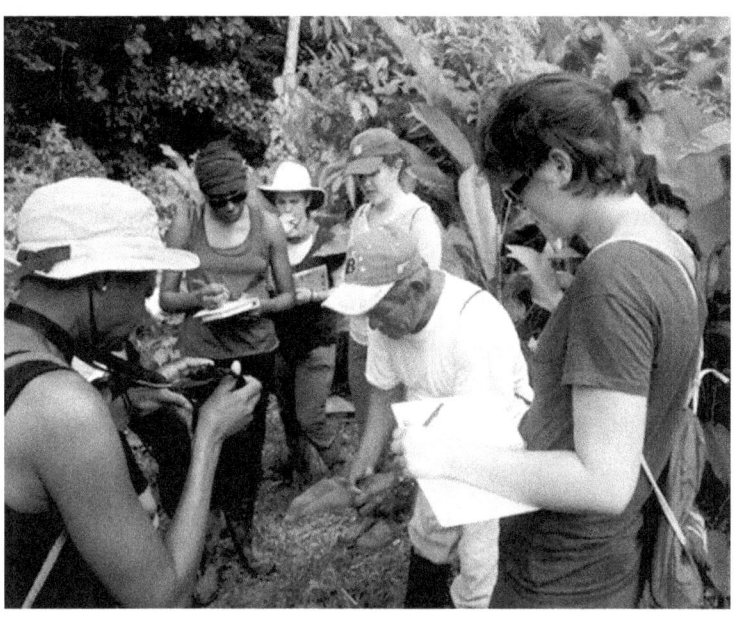

*Abb.: Ethnobotanical Studien haben geholfen, Pflanzen mit Insektenschutzmittel Eigenschaften zu identifizieren. Mit freundlicher Genehmigung von Itec-edu.org*

Ethnobotanik ist die gezielte Suche nach Heilpflanzen durch ausführliche Interviews mit wichtigen Informanten kenntnisreich in Folklore und traditioneller Medizin. Diese Studien werden durch Umfragen mithilfe von strukturierten Interviews, kombiniert mit der Sammlung von Gutschein Pflanzenbelege auszuwertende Pflanze Verwendung von einheimischen ethnischen Gruppen durchgeführt. Wichtige Fragen an den Umfragen sind über die Nutzung der Anlage, Fülle und Quelle.

Eine zweite Möglichkeit der abweisenden Versuchsanlagen ist durch einen Prozess namens Bio-Prospektion in denen Pflanzen systematisch gescreent werden, für einen besonderen Wirkmechanismus. Das Verfahren ist teuer und arbeitsintensiv. Jedoch war die Masse Vorführung von Pflanzen wie PMD (Para-Methan 3-8, Diol) in den 1960er Jahren entdeckt wurde. PMD ist eine effektive und handelsübliche abweisend.

Die ätherischen Öle aus diesen Pflanzen, die sich vor Pflanze Insekten schützen. Die ätherischen Öle fallen in verschiedene Kategorien wie Giftstoffe, Wachstumsregulatoren, Repellentien und Fütterung Abschreckung.

Fortschritte in der Technologie sorgten dafür, dass Menschen natürlich ohne Änderungen in der Wirksamkeit gehen können. Technik hat dafür gesorgt, dass es tatsächlich möglich, starke Produkte aus natürlichen Inhaltsstoffen zu formulieren.

# The Ultimate Guide: 40 Natural Homemade Insect Repellents

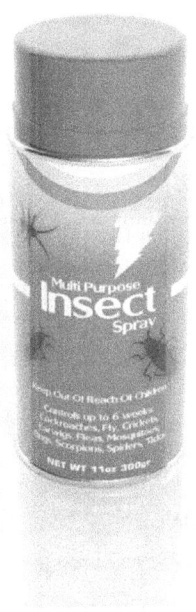

*Abb.: Kommerzielle Insektiziden ist mit gesundheitlichen Beeinträchtigungen verbunden worden*

Abweisend kommerzielle Produkte mit pflanzlichen Inhaltsstoffen haben zunehmende Beliebtheit bei den Verbrauchern gewonnen. Obwohl sie allgemein als sicher angesehen werden, ist es manchmal ein Irrtum. Die Naturprodukte können die synthetischen Insektiziden gleichzeitig für Mensch und Umwelt sicher übertreffen.

Derzeit sind zahlreiche Studien, die Pestizid-Bewertungsschema Standardrichtlinien abweisend zu Testzwecken gefolgt. Besteht ein Bedarf für weitere

# The Ultimate Guide: 40 Natural Homemade Insect Repellents

standardisierte Studien um besser abweisende Verbindungen zu bewerten und entwickeln neue Produkte, die hohe Schmutzabweisung sowie gute Verbrauchersicherheit bieten.

Gesundheit ist eine wichtige Überlegung, eigentlich ist es die größte Betrachtung, wenn Sie natürliche Insektizide oder natürlichen Insekten Glitzerpigmenten gehen. Unsicher ist keine Berücksichtigung von Lebensmitteln und Kosmetika, es wurde verlängert auf andere Produkte, die innerhalb des Hauses als auch verwendet.

Gab es ein allmählicher Übergang zur Nutzung der natürliche oder organische Insektizid Produkte anstatt Produkte mit Giftstoffen und Zutaten. Die natürlichen Inhaltsstoffe in diesen Produkten sind in ihrer reinsten Form. Keine schädlichen Chemikalien, die für Menschen und ihrer unmittelbaren Umgebung Schaden könnte. Das Naturprodukt wird bald verschlechtern, hinterlassen keine Spuren oder Nebenprodukte, die in biologischen Systemen zu sammeln.

Natürliche Produkte Schaden nicht das Ökosystem. Denken Sie an synthetischen Chemikalien wie die Plastik, die in einer Deponie abgelagert. Der Kunststoff wird nie weggehen. Das ist wie synthetische Chemikalien reichern sich im Ökosystem ohne weggehen. Weiterverwendung der synthetischen Insekten Glitzerpigmenten und Insektizide einfach vergrößert das Problem. Die Ansammlung von chemischen DEET (N, N-Diethyl-Meta-Toluamide) in menschlichen Körpern und in das Ökosystem hat mit Nervosität, Kopfschmerzen, Krämpfe, Übelkeit und sogar den Tod gebracht. Studien haben gezeigt, dass Menschen weniger als 56 Prozent DEET angewendet absorbieren, um abzuwehren, Schädlinge zu vernichten. Natürliche Produkte bieten eine sichere Option, die nicht Bio-ansammeln und zu den oben genannten Erkrankungen führen.

# Kapitel 2:

# 40 DIY hausgemachte Insektenschutzmittel

# The Ultimate Guide: 40 Natural Homemade Insect Repellents

Das gute Wetter, verbunden mit dem Sommer kommt auch mit einer fiesen Seite. Die böse Seite zeichnet sich durch lästige Crawler und Bugs. Sie können sich auf den bösen Blick von den Wanzen, die juckende Bisse und das Risiko einer Erkrankung durch schützen natürliche Alternativen. Nicht für handelsübliche synthetische Insektizide und Insekten Glitzerpigmenten zugehen.

Die abweisenden Eigenschaften der pflanzlichen Materialien wurden durch die verschiedenen Kulturen des Menschen ausgebeutet. Der einfachste Weg, in dem diese Pflanzen verwendet wurden, hängt geknickte Pflanzen in Häusern, ihre schützenden Eigenschaften nutzbar zu machen. Die Praxis ist auch heute noch häufig auf der ganzen Welt.

Eine andere Form der Nutzung ist als ein Räuchermittel durch das Verbrennen von Pflanzen Weg lästig Insekten wie fliegen und Mücken zu fahren. Neuere Verwendungen der Pflanzen ist bei der Formulierung der Öle auf der Haut oder der Kleidung angewendet. Pflanzliche Repellentien sind nach wie vor intensiv genutzt und werden bevorzugt, weil Pflanzen als eine sichere und vertrauenswürdige Mittel zur Verhinderung von Insektenstichen wahrgenommen werden.

Natürlichere Insektenschutz Glitzerpigmenten basieren majorly Betriebsbestandteilen abgeleitet. Pflanzen wurden die Quelle von ätherischen Ölen. Die ätherischen Öle finden breite Anwendung in ganz Board. Pflanzen produzieren die ätherischen Öle zur Abwehr von schädlicher Insekten, um die vorteilhaften Insekt, das bestäuben, zu gewinnen und um die Pflanzen vor schädlichen Bakterien und Pilze zu schützen und um Pflanzen zu extremen Wetterbedingungen standhalten.

Die Gewinnung der ätherischen Öle aus Pflanzen hat dazu beigetragen, um ihre Nützlichkeit auf unterschiedliche Einstellungen zu übertragen. Eines der nützlichen Anwendungen der Öle ist Insekten zu Hause und auch bei Anwendung am Körper abzuwehren. Die ätherischen Öle sind in der Regel mit sicheren Verdünnungsmittel wie Hamamelis, Trägeröl oder auch Alkohol verdünnt.

Lassen Sie uns untersuchen Sie die möglichen Alternativen für Menschen, die entscheiden, die natürlichen, organischen Weg zu gehen. Dies sind natürliche Heilmittel, die effektiv dazu beitragen, um die Insekten fern zu halten.

1. **Citronella** ist eines der am häufigsten verwendeten ätherischen Ölen zum Schutz vor Mückenstichen. Die Pflanze der botanische Name Cymbopogon Nardus vergeht und daher kann man auf der Suche nach dem Namen. Citronella Öl sollte nicht mit chemischen Zusätzen gemischt werden.

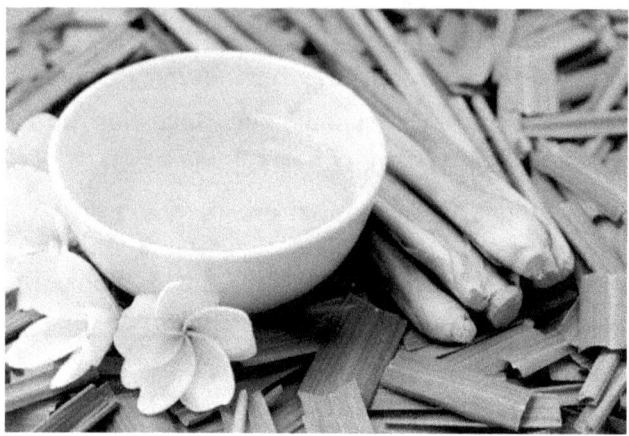

*Abb.: Citronella Pflanze und Citronella Öl wirkt als Insektenschutzmittel und Insektizid.*

Für die hausgemachte Citronella Öl sollten Sie es mit Träger mischen Öl um sicherzustellen, dass es sicher zur Anwendung auf der Haut. Andere Formen, in denen Citronella verwendet wird, sind die Kerzen und Laternen. Diese flüchtigen Pflanzen Repellentien, wenn die Kerzen und Laternen verdampft hält Mücken und andere Insekten lästig.

2. **Basilikumöl** nachweislich gute Insektizide Eigenschaften besonders im töten von Mückenlarven und als Mückenspray aufweisen. Basilikum bezeichnet auch als *Ocimum Basilicum* als Gewürz Essen und für seine aromatischen Eigenschaften bekannt ist.

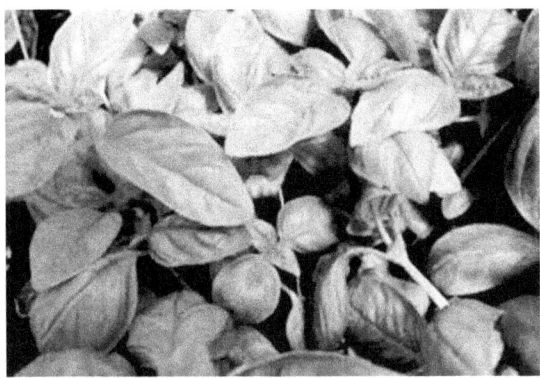

*Abb.: Basil ist ein natürliches Insektizid gegen Mückenlarven*

Basilikum eignet sich daher für Schädlingsbekämpfung und auch für die Kontrolle der Pest reproduktive Zyklen, besonders jene, die in Seen, Teichen und Staunässe zu züchten.

Basilikumöl kann auch zur Steuerung von Hausstaubmilben und werden von großen gesundheitlichen Nutzen für Menschen, die Allergien leiden.

3. **Lavendelöl (Lavandula Angustifolia)** ist ein weiterer häufiger und die sicherste ätherischen Ölen, die als Insektenschutz genutzt werden kann. Lavendel kann für verwendet werden, wie eine Haut Salbe zur Abwehr von Moskitos, verwendet Form in Schränken, Schränke und Truhen pulverisierte, um verhindern, dass Motten und andere Insekten beherbergen in diesen Orten, und als ein Zerstäuber

oder einfach auf eine Untertasse zu helfen, halten Sie Ameisen und Insekten gegossen.

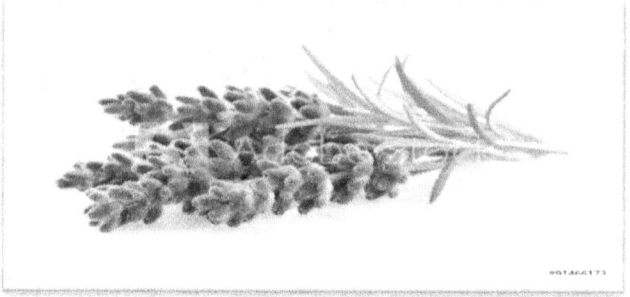

*Abb: Auszug aus Lavendelblüten Lavendel-Öl ist ein Insektenschutzmittel*

Lavendelöl wirkt anderen wichtigen Verwendungen unter anderem, dass es hilft, um die Symptome von Allergien zu beseitigen. Es kann daher auf der Website von Insektenstichen und Stiche, die Symptome zu reduzieren angewendet werden.

4. **Bergamotte** hat eines der bevorzugten Öle zu Hause für die grüne Reinigung und eine gute Lufterfrischer verwenden, um die Stimmung zu verbessern. Bergamotte ist am besten als ein Insektizid oder Repellent Spray verwendet und hat einen eindeutigen fruchtigen Geruch.

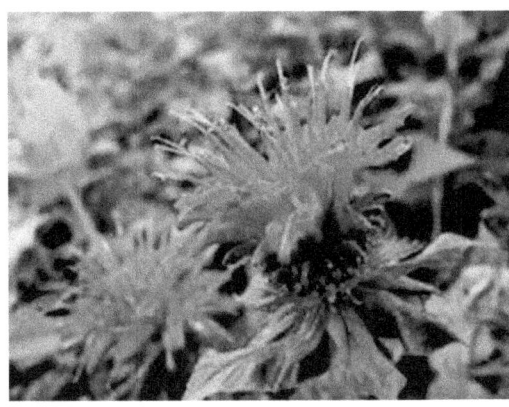

*Abb.: Bergamotte Blume haben einen deutlichen fruchtigen Geruch eignet sich somit für den Einsatz als Insektenschutz spray*

Vorsicht ist geboten bei Bergamotte Verwendung, da es phototoxischen. Mit Bergamotte, während draußen in der Sonne werden Gesundheit bedrohen. Wenn zur topischen Anwendung verhindern oder lindern Insektenstiche und Bisse, stellen Sie sicher, ist es in der Nacht aber noch nie in der Sonne verwendet.

5. **Thymian (Thymus Vulgaris)** ist ein gutes Mückenspray und noch effektiver Insektizid gegen

Stubenfliegen entdeckt worden.

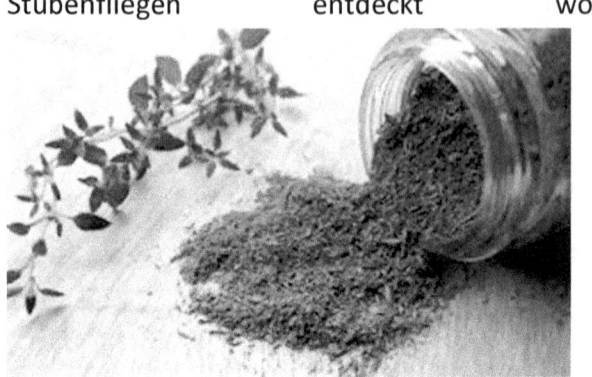

*Abb.: Thymian ist ein wirksames Insektizid gegen Stubenfliegen*

Stubenfliegen sind ein großes Ärgernis vor allem für Menschen, die Leben auf dem Bauernhof aufgrund der Tatsache, dass sie reichlich vorhanden sind und eine anhaltende Pest.

6. **Kiefer (Pinus Sylvestris)** ist eine weitere natürlichen Alternativen zu DEET. Es ist ein gutes Insektenschutzmittel gegen Mücken und verwendet wie ein Zerstäuber den Geruch Haus wohlig gut wie im Wald machen.

   Die Kiefer ätherisches Öl ist einfach zuzubereiten kostengünstig aus Kiefer Öl Rohstoffe in großen Mengen für groß angelegte kommerzielle Anwendungen, gibt es einen signifikanten Vorteil gegenüber vielen anderen natürliche Insektenschutzmittel.

Es findet große Verwendung als repellent Spray durch seine süße, holzige Duft mit Balsamico Unterton, die versüßt es verdunstet.

7. **Pfefferminze** ist bekannt für seine heilenden Eigenschaften wie die Verringerung der Husten, Übelkeit und Kopfschmerzen, Verbesserung der Verdauung und Linderung der Probleme im Zusammenhang Menstruation und Wechseljahre. Was Menschen nicht wissen ist, dass Pfefferminze Insect repellant Eigenschaften hat.

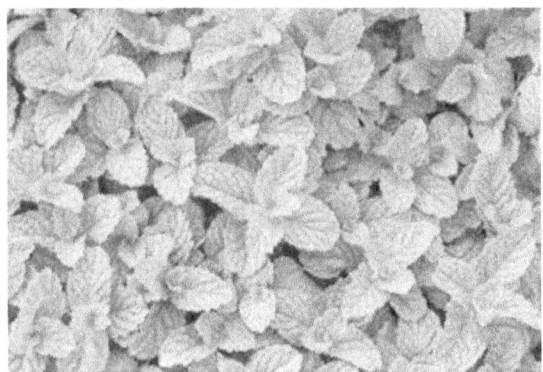

*Abb.: Pfefferminze Pflanzen haben Insekten abweisende Eigenschaften*

Das frische und minzige saubere Aroma in der Pfefferminze Insektenspray kann nicht mit den fiesen riechenden synthetischen und chemischen Insektiziden verglichen werden.

8. **Vetiver** ist eine Pflanze, die häufiger in den zentralasiatischen Ländern wie Indonesien. Es dient als ein natürliches Mückenspray.

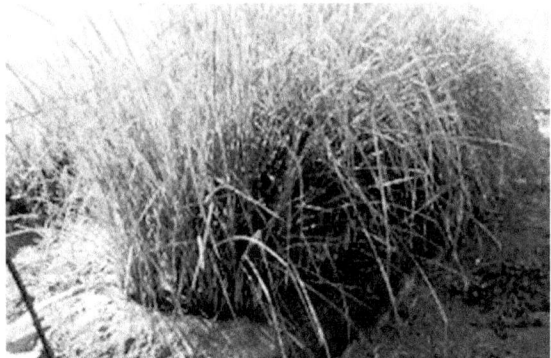

*Abb.: Vetiver hat mehrere Verwendungen einschließlich als Insektenschutzmittel verwendet wird*

Vetiver ist auch zur Herstellung von Seife und Kerzen, die als Moskito Glitzerpigmenten verwendet werden. Das Öl Vetiver ist auch aromatisch und erstellt eine würzige balinesische Atmosphäre im Haus.

9. **Eukalyptus** ist fast ein Standard in vielen von den natürlichen grünen Reinigungsmittel. Darüber hinaus hat Eukalyptus Insektenschutzmittel und Insektizide Eigenschaften und heilende Wirkung bei der Behandlung von Grippe, Niesen, Heuschnupfen und Atemprobleme.

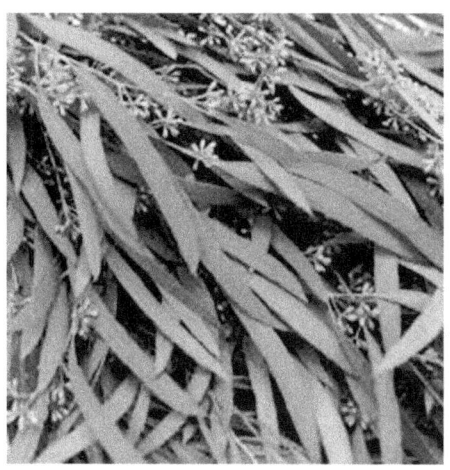

*Abb.: Eukalyptus ist effektiver gegen Sandmücken*

Wissenschaftliche Studien haben gezeigt, dass Eukalyptus ätherische Öle gegen Sandmücken effektiver als andere Naturprodukte sind.

10. **Lemon Eukalyptus** ist ein Baum, der Gebiete in Brasilien, Afrika und Australien. Die anderen Namen des Baumes sind Corymbia Citriodora, der botanische Name oder Zitrone duftenden Gum. Die natürliche repellent wird aus den Blättern des Zitronen-Eukalyptus-Bäumen gewonnen. Die abweisend wurde zuerst in den 1960er Jahren bei Reihenuntersuchungen der Pflanzen in der traditionellen chinesischen Medizin entdeckt.

# The Ultimate Guide: 40 Natural Homemade Insect Repellents

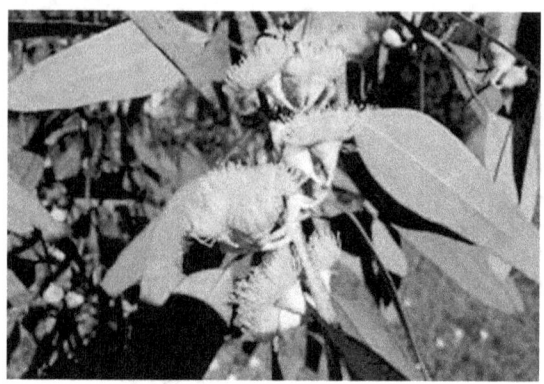

*Abb.: Zitrone Eukalyptusöl ist ein effektives Mückenschutz*

Die Lemon Eukalyptus ätherisches Öl hat sich gezeigt, zu 80 % Citronellal enthalten. Es hat andere Verwendungen in der kosmetischen Industrie aufgrund seiner frischen Duft. Jedoch entdeckte man, dass die Abfälle Destillat nach Hydro-Destillation des ätherischen Öls verbleibende abstoßende Mücken als das ätherische Öl selbst sehr viel effektiver war.

Das Öl ist eine sehr gute Alternative zu DEET, die häufig verwendeten in konventionellen Insektiziden erhalten sogar eine Bestätigung von der World Health Organization. Ihre Wirkstoffe sind in der Regel sehr volatil, obwohl sie wirksame Repellents für einen kurzen Zeitraum nach der Anwendung sind. Menschen, die lieben den zitronigen Geruch finden dieses ätherische Öl zu einem guten Insektizid behandelt werden.

Lemon Eukalyptus ätherisches Öl sollte nicht verwechselt werden mit p-Menthane-3,8-Diol (PMD), die synthetische Version dieses ätherische Öl, das als Insektenschutzmittel verwendet.

11. **Pyrethrum (dalmatinische Chrysantheme)** ist eine bekannte Insektizid und kann in Form von Konzentrat oder Staub verwendet werden.

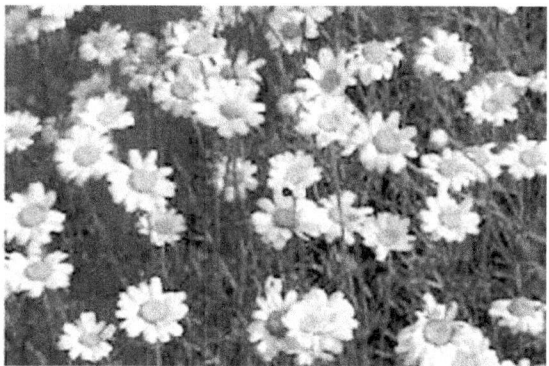

*Abb.: Ein Pyrethrum-Feld des Insektizids kommerziell angebaut*

Der Wirkstoff in das natürliche Insektizid bezeichnet Pyrethrin Angriffe das Insekt Zentralnervensystem. Es kann auch in kleinen Mengen als ein Insektenschutzmittel verwendet werden.

12. **Sandelholzöl** ist oft eine Ware unter sehr hohen Nachfrage. Es ist sehr teuer und ist für seine Fähigkeit, Asthma, Schlaflosigkeit, Bronchitis, Husten, Stress, Infektionen der Brust, Reizbarkeit und Nervosität behandeln gesucht.

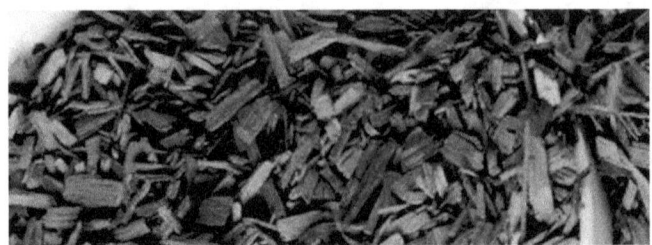

*Abb.: Geernteten Sandelholz, bevor sie in ein Insektizid bereit ist*

Über alle diese Verwendungen ist Sandelholzöl Insektenschutzmittel. Sandelholzöl besitzt langjährige aromatischen Eigenschaften und wird als ein wirksames Aphrodisiakum.

13. **Zedernholz Öl** ist so gut wie Sandelholzöl, aber es ist leichter zugänglich und weniger teuer.

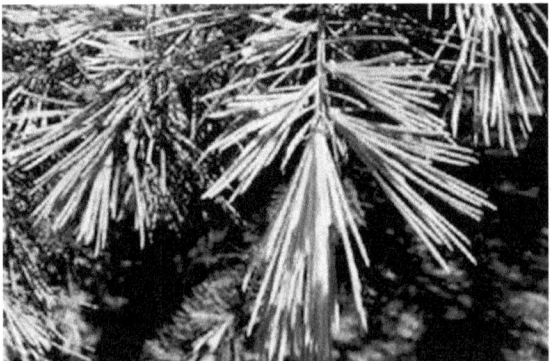

*Abb.: Zedernholz Blätter liefern das ätherische Öl mit Insektenschutzmittel Eigenschaften*

Das Öl ist ein gutes Insektenschutzmittel, die das Funktionieren der Insekten olfaktorische Systeme verändert. Die Insekten sind daher nicht in der Lage, ihre Beute erschnüffeln; Das ist menschliche Geruch herausgreifen und gehen zu beißen und saugen Blut.

14. **australische Teebaum (Melaleuca Alternifolia)** ist ein Wunder-Baum rechts davon eine grüne Reinigung Kraftpaket auf Eigenschaften wie zum Beispiel Anti-Parasiten.

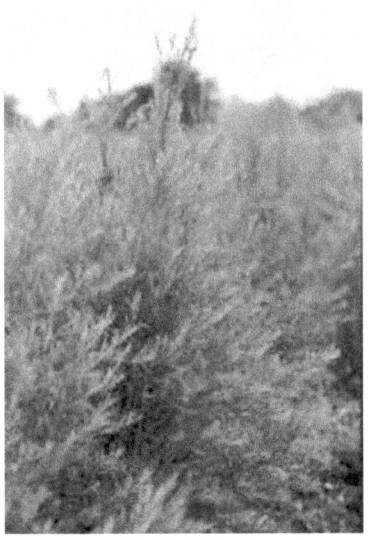

*Abb.: Australische Teebaum ist wirksam gegen eine Vielzahl von Schadinsekten*

Das ätherische Öl aus der Teebaum können fungieren als ein Wachstum Suppressant sowie fungieren als Insektizid gegen Flöhe, Blutegel, Läuse und Zecken. Die Öle können als Spray oder für die topische Anwendung verwendet werden, um die Parasiten fernzuhalten.

Der australische Teebaum hat beruhigende und Anti-allergische Eigenschaften und kann zur Reizung durch Insektenstiche oder Stacheln zu behandeln.

15. Vanillin-Extrakt aus **Samenkapseln Vanille Extrakt** gemischt mit Olivenöl kann als Insektenschutzmittel verwendet werden. Allgemein, Vanillin wird genutzt um in Parfüms und Düfte machen länger neben der deutlichen Vanillen Geruch geben. Vanillin ist nicht wie andere gemeinsame ätherischen Ölen sehr volatil.

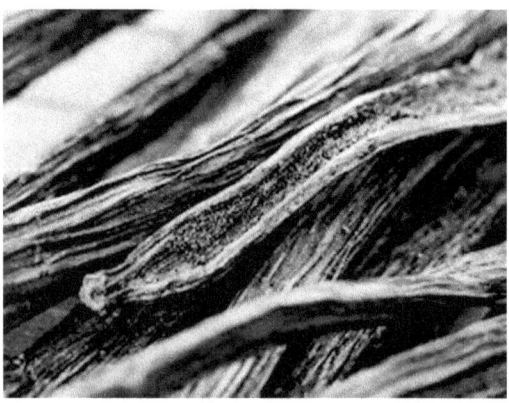

*Abb.; Vanille Samenkapseln enthalten Vanillin, den Insektenschutz*

Die Zugabe von Vanillin, ein ätherisches Öl basierte Repellentien hilft, Volatilität reduzieren und damit die natürliche repellent länger dauern.

Vanilla Planifolia ist die Vanille Pflanzenarten, die die höchste Konzentration von Vanillin hat. Mexikanische Vanille ist teurer, aber es gibt Qualität Vanille aus

Madagaskar, Bourbon-Vanille zu einem vernünftigen Preis genannt.

16. Öl Katzenminze (Nepeta Parnassica) durch Forschung nachweislich zehnmal effektiver als DEET als Insektizid. Katzenminze Öl ist ein Mitglied der Familie der Lippenblütler und ist effektiver als ein Mückenspray. Es geht auch unter anderen Namen wie Catnep, Katzenkraut, Catrup, Catwort, Nip oder nep und Feld-Balsam.

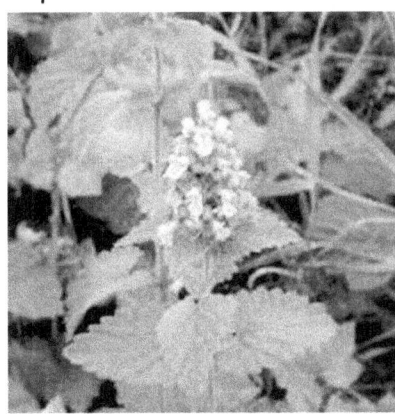

*Abb.: Katzenminze ist ein Insektenschutzmittel*

Die Katzenminze Öl wird aus den Blättern durch Wasserdampfdestillation gewonnen. Es enthält Nepetalactone, ein Abwehrmittel gegen Insekten, insbesondere Mücken, Kakerlaken und Termiten. Forschung, die durchgeführt wurde zeigt, dass die Katzenminze Öl zehnmal effektiver als DEET. Es wurde für zwei bis drei Stunden beim Auftragen auf die Haut effektiv zuletzt festgestellt.

17. **Neem-Öl** wird aus der indischen Neem-Baum gewonnen und ist ein natürliches Insektizid. Neem-Öl kann topisch angewendet werden, um Mücken abzuwehren. Das ätherische Öl ist nicht giftig für Säugetiere und Vögel. Die Öle sind giftig für Insekt wie Spinnmilben, Mücken und Bienen.

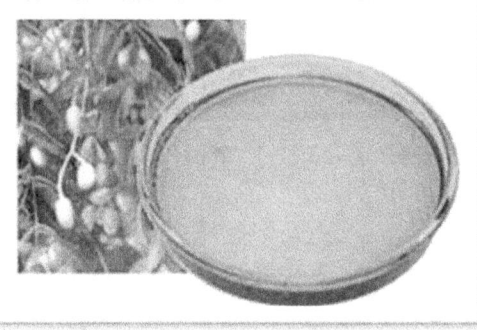

*Abb.: Niemöl hat zahlreiche Verwendungen, die unter anderem als Insektenschutzmittel*

Neem ist verbreitet, da eine natürliche Alternative zu DEET und es für Schmutzabweisung gegen Spektrum von Insekten von medizinischer Bedeutung geprüft wurde. Aufgrund des Mangels an zuverlässigen Studien Neem-Öl als eine effektive repellent für den Einsatz von Reisenden in Endemiegebiete Krankheit, empfiehlt sich nicht obwohl es gewissen Schutz gegen Moskitos beißen Ärgernis gegeben sein kann.

18. **Basilikum Pflanze** ist die gleiche süße Lebensmittelzusatzstoff verwendet beim Kochen. Basilikum hat ätherische Öle, die Insekten

abweisende Eigenschaften haben. Die Pflanze kann ganze oder geschnittene, getrocknete und zerkleinerte verwendet werden. Basilikum kann in Töpfen gepflanzt werden, die neben den Türen oder im Inneren des Hauses platziert werden. Basilikum kann auch schneiden und durchgeführt, beim gehen im Freien für Picknick und camping.

Basilikum ist wirksam gegen Insekten wie Mücken, Spargel Käfer, Ameisen und fliegen.

19. **Zitronengras** *(Cymbopogon Citratus)* ist ein natürliches Insektenschutzmittel, die das ätherische Öl enthält Citronellal. Die Insekten Abwehr Eigenschaften sind sehr ähnlich zu denen von Citronella. In der Tat gilt Zitronengras wirksamer als Insektenschutzmittel als die ursprüngliche Citronella.

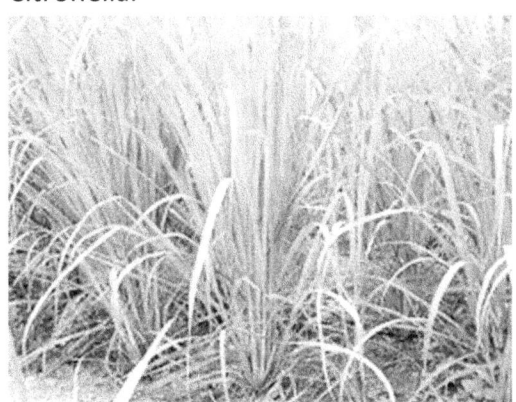

*Abb.: Zitronengras Stängel können als Insektenschutzmittel verwendet werden*

Zitronengras ist bekannt für seine beruhigende und verjüngende Eigenschaften, mit denen die Menschen auf den Geist zu entspannen und um Ton auf ihren Stress im Zusammenhang mit Emotionen.

Brechen Sie einen Stiel aus der Büschel von Zitronengras und ziehen Sie die äußeren Blätter der Schalotte-ähnliche Stängel an der Basis zu finden. Biegen Sie den Stamm zu pressen und reiben Sie es zwischen den Handflächen, so dass es zu einer breiigen, saftigen Masse. Das Fruchtfleisch kann auf der Haut angewendet werden. Sie machen auch eine Tinktur mit Alkohol in Sprühflaschen verwendet werden.

20. **Essig** ist umweltfreundlich und hat eine wirklich unglaubliche breite Palette von Anwendungen. Essig ist weit verbreitet in Kochen und Zubereitung von Gemüse und Hausreinigung.
Essig ist ein Herbizid und hat auch Insektizide Eigenschaften vor allem gegen Ameisen. Essig ist auch mit vielen anderen ätherischen Ölen verwendet, um Weg Schadinsekten mischbar.

21. **die Gurke** ist eine gute Insektizid gegen Ameisen. Lassen Sie Gurken Peelings auf Oberflächen wo häufig Ameisen um sie fernzuhalten.

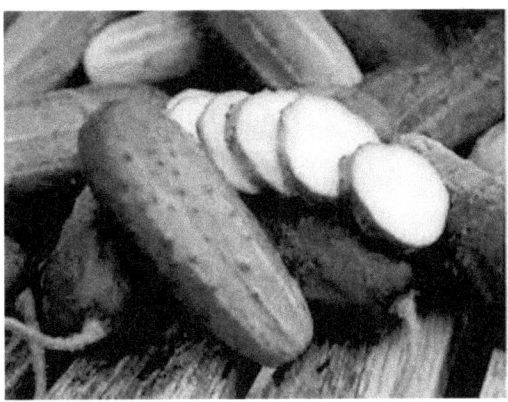

*Abb.: Gurke ist wirksam gegen*

Für eine intensivere Kombination die Gurke schälen und dann zerdrücken und legte sie, wo sind Ameisen gesehen.

22. **Lorbeerblätter sind** ein wirksames gegen Schaben. Die Lorbeerblätter können zerkleinert und in Bereichen, die Kakerlake befallen sind platziert.

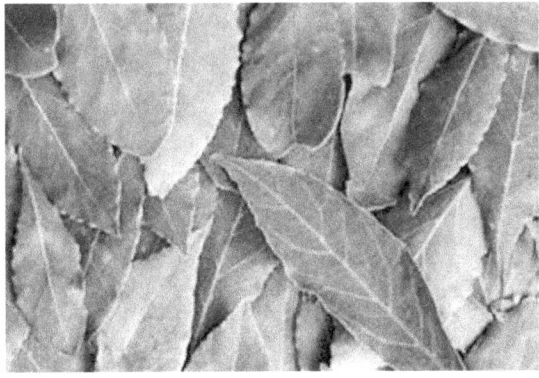

*Abb.: Lorbeerblätter sind eine Kakerlake abweisend*

Kakerlaken nicht mögen den Duft der Blätter und von ihnen fernhalten. Lorbeerblätter sind kein Insektizid kaufen ein Abwehrmittel, die Kakerlaken aus dem Haus drängen wird.

Ein nützlicher Trick, das Insekt schmutzabweisende Eigenschaften der Lorbeerblätter zu nutzen ist, kleben Sie die Blätter im Inneren der Schränke und Schränke, auswärts Rüsselkäfer aus Ihrem Mehl und Maismehl und von anderen Schrank-Produkten zu halten, und auch Ameisen und Silberfischchen abzuschrecken.

23. **Knoblauch** ist noch ein weiteres wirksames natürliches Insektizid und Insektenschutzmittel. Knoblauch wirkt gegen eine Vielzahl von Schadinsekten von Kartoffel-Käfern, Mücken.

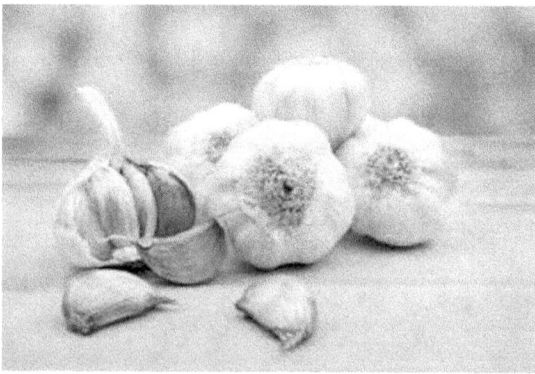

*Abb.: Knoblauch mit Wasser vermischt ist ein Insektenschutzmittel*

Der Knoblauch zerkleinert und gemischt mit Wasser auf Bereiche angewendet werden, wo die Insekten leben oder auf das Haus zugreifen. Alternativ können die Streifen

# The Ultimate Guide: 40 Natural Homemade Insect Repellents

Baumwollstoff, eingetaucht in die Knoblauch-Vorbereitung in Bereichen zu handeln als ein Abwehrmittel aufgehängt werden. Der Knoblauch ist daher sicher im Haus verwendet werden. Häufige Anwendung ist erforderlich, da im Laufe der Zeit (5 bis 6 Stunden), die Präparate weniger erkennbaren Geruch haben werden.

24. **Kieselgur ist ein** Talk-Like-Pulver, die versteinerten Überreste des marinen Phytoplanktons gemacht wird. Es ist fast ähnlich wie reines Siliciumdioxid.

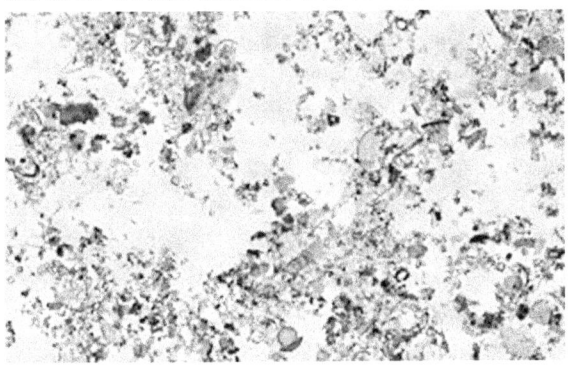

*Abb.: Blick auf Kieselgur unter dem Mikroskop*

Die Kieselgur tötet jedes Insekt, das ein Exoskelett hat. Es ist jedoch unschädlich für Säugetiere, die sie, ohne Nebenwirkungen Essen können.

Kieselgur ist preiswert und effektiv in viele der Schadinsekten tötet. Eine Glühbirne Kugelfisch können Sie die Erde in Spalten zu Blasen, wo die Wanzen verstecken.

25. **Zimt** ist nicht nur ein Topper Verwendung in Lebensmitteln auf Haferflocken und Apfelmus.

Studien, die in Taiwan zeigen, dass Zimtöl kann töten, Mückenlarven und Eiern sowie finden Verwendung als einen Mückenschutz.

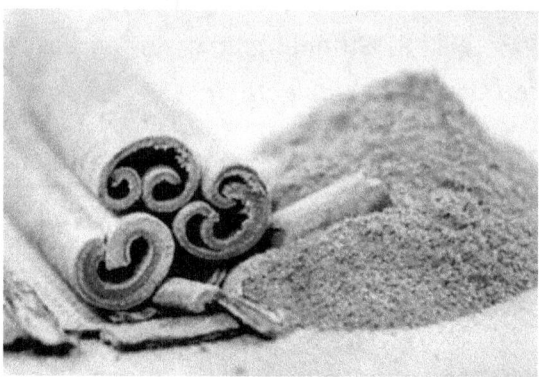

*Abb.: Zimt ist, Insektenschutzmittel und Insektizid*

Cinnamon Blatt Öl ist effektiver, dass DEET laut Studien. Zimtaldehyd ist der Hauptbestandteil in Cinnamon Blatt Öl und wird weltweit als Lebensmittel Zusatzstoff und Aromastoffe verwendet. Rinde, dass Öl aus dem Cinnamomum Cassia-Baum ist die häufigste Ursache von Zimtaldehyd. Es ist ein sicheres und effektives Insektizid. Wissenschaftler darauf hingewiesen, dass hohe Konzentrationen von Zimt Öl auf die Haut aufgetragen werden Reizungen verursachen.

26. **Cadaga Baum** *(Eucalyptus Torelliana)* ist ein guter Mückenschutz, die in den Bereichen gepflanzt werden kann wo es grassiert Moskito-Befall. Der Baum fungiert daher als eine natürliche Barriere für Mücken.

27. **Cayennepfeffer** kann verwendet werden, um eine organische Pfefferspray, ein natürliches Insektizid mit einem hohen Sicherheitsfaktor zu machen. Die Verwendung von Cayennepfeffer sollte mit integrierten Pflanzenschutzes einhergehen.

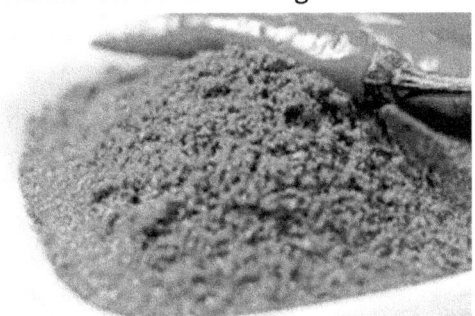

*Abb.: Cayenne Pfeffer enthält Capsaicin Insekt Membranen zerstört*

Capsaicin, der biochemische Wirkstoff ist ein Insektizid verwendet, um abzuwehren und Insekten zu töten. Capsaicin ist die Verbindung, die die Paprika einen heißen Geschmack von Menschen genossen gibt. Capsaicin tötet Insekten durch die Zerstörung von Membranen und metabolische Störungen.

28. **Sojaöl ist** entdeckt worden, Moskito Repellent Eigenschaften haben. Eine Studie der Universität von Florida hat gezeigt, dass Soja-basierte Produkte länger bleibenden Moskito Repellent Aktivität bieten als Citronella Produkte basieren. Sojaöl kann durch Mischen mit anderen ätherischen Ölen wie Zitronengras Öl stärker gemacht werden.

29. **Kokosöl kann** als ein natürliches Moskito Repellent dienen.

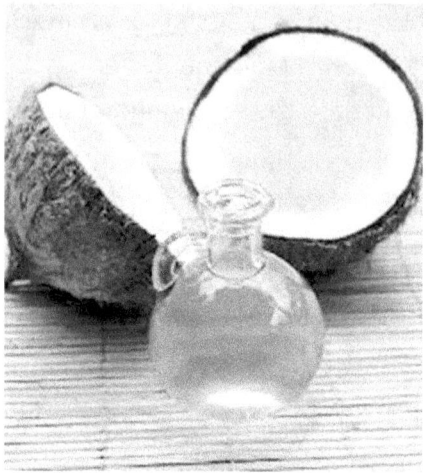

*Abb.: Kokosöl*

Das Kokosöl kann effektiver gemacht werden, durch Zugabe von ätherischen Ölen, die natürliche Insektenschutzmittel sind. Kokosöl kann mit Zitronengras, Citronella und Katzenminze für eine bessere Leistung als Insektenschutzmittel gemischt werden.

30. **Rosmarin** ist am besten bekannt als Gewürz verwendet zum Würzen von Fisch- und Lammspezialitäten. Was Menschen nicht wissen ist, dass Rosmarin ein natürlicher Insektenschutz ist. Rosmarinblätter können geschliffen zu feinem Staub kann get rid of Flöhe auf Haustiere und im Haus verwendet werden. Die Pflanze selbst ist ein Mückenschutz und zum Zweige bieten für die

Abwehr der Mücken in den Garten gepflanzt werden kann.

31. **Nelke** Blumen werden von der Pflanze Gewürznelke (Syzygium Aromaticum) geerntet.

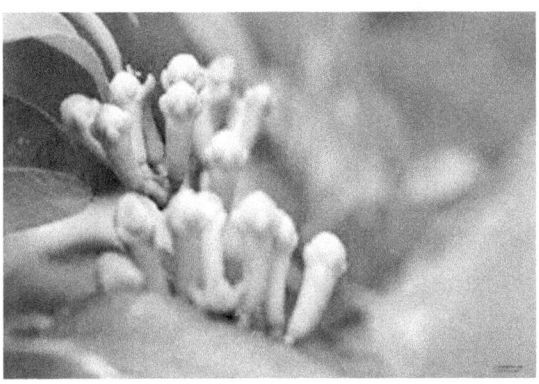

*Abb.: Nelke Blumen haben Insekten Abwehr Eigenschaften*

Diese sind in der Regel getrockneten Blütenknospen, die als Gewürz mit einem charakteristischen stechenden Geruch und Nagel-förmige Form verwendet werden. Die Gewürznelke hat Heilwirkung, wird als Gewürz verwendet und Insekten Abwehr Eigenschaften hat. Nelken sind besonders wirksam gegen fliegen und Mücken.

32. **Ringelblumen** sind vielleicht die bekanntesten Pflanzen, die verwendet werden können, um Insekten zu vertreiben. Ringelblumen sind eine helle und winterhart einjährige Pflanze, die enthält Pyrethrin, ein natürliches Insektizid und Insektenschutzmittel.

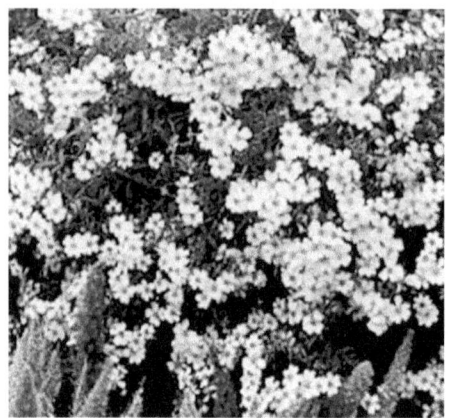

*Abb.: Mexikanische Ringelblumen sind bekannte Insektenschutzmittel*

Die mexikanische Ringelblumen sind die potentesten, Insekten. Eine andere Art der Ringelblume, die wirksam gegen Insekten ist die französische Ringelblumen. Diese Ringelblumen können zum verwendet werden, um eine natürliche Barriere Insekten bilden rund um das Haus in den Garten gepflanzt werden. Sie werden auch einen ästhetischen Zweck dienen, da sie bunte Blumen haben

33. **Geranium** bezeichnet auch als Rose Geranium ist eine schöne blühende Pflanze mit spitzen Blättern, die als Insektenschutzmittel dient. Geraniol ist der Wirkstoff, der aus Geraniumöl extrahiert werden kann und bietet ein natürliches Insektenschutzmittel.

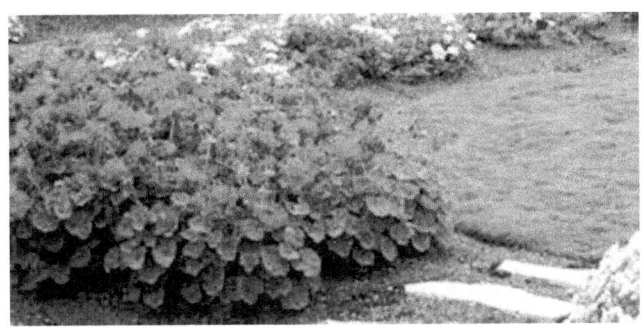

*Abb.: Geranium kann als Barriere gegen Insekten gepflanzt werden*

Journal of Agricultural and Food Chemistry meldet, dass Geranien ein extrem starkes Tick abweisend. Geranium ist stark gegen andere Insekten wie Mücken, Flöhe, Mücken, Kakerlaken und fliegen. Es sollte in kleinen Flecken rund um das Haus angewendet werden, da der Geruch kann überwältigend sein.

Die Pflanze kann im Haus, auf der Veranda und sogar in den Garten, um seine Schönheit als auch die Insekten Abwehr Eigenschaften nutzen gepflanzt werden.

34. **Patchouli** ist eine weitere Quelle des ätherischen Öls potente gegen ein breites Spektrum von Insekten wie Motten, Flöhe, Silberfischchen, Wanzen, Zecken und Mücken. Patchouli hat seit Jahrhunderten als ein natürliches Insektenschutzmittel mit ein hohes Maß an Wirksamkeit verwendet.

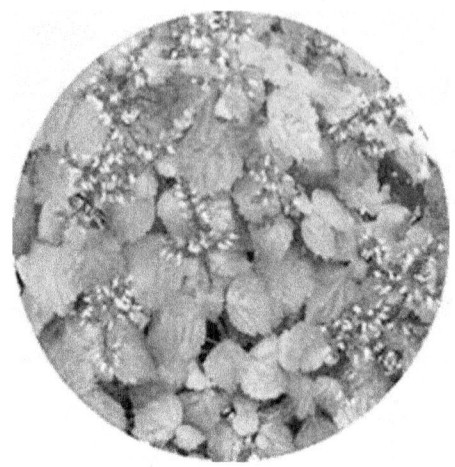

*Abb.: Patchouli kann als Räucherwerk verbrannt oder als Vaporizer verwendet, um Insekten abzuwehren*

Es ist eine länger anhaltende Mückenschutz im Vergleich zu anderen natürlichen Repellentien es benötigt daher keine häufige Anwendung. Patchouli Weihrauch und Patchouli-Öl in einem Verdampfer sind andere Wege benutzen, um Insekten abzuwehren.

35. **Clovite**, ein Vitaminpräparat verwendet für Pferde, ist eine bekannte natürliches Insektizid wirksam gegen Schaben.

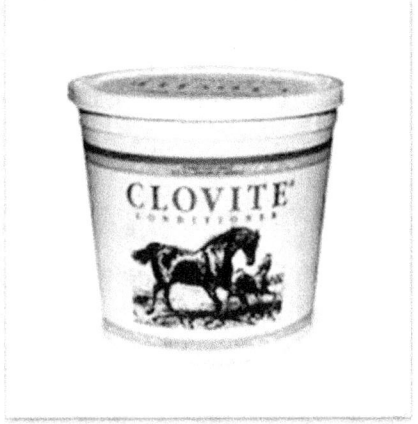

*Abb.: Clovite, das Pferd Vitaminpräparat ist von Kakerlaken geliebt.*

Die Clovite Ergänzung ist in einem Glas Deckel gelegt und an einem Ort wo Kakerlaken beobachtet wurden. Schaben gerne Clovite Essen und am Glas Deckel angezogen werden. Es ist wichtig, Clovite außerhalb der Reichweite von Kindern und andere Haustiere zu halten.

36. **Borax** ist eine geringe Toxizität Produkt, das wirksam gegen Schaben. Borax kann auf einem Glas Deckel gelegt und in Bereichen der Schabe Befall platziert werden. Borax kann auf der Rückseite Schränke get rid of Schadinsekten gestreut werden. Borax ist ein Insektizid, das funktioniert durch erodieren die wachsartige Beschichtung auf ein Insekt Haut, wodurch es zu entwässern und zu sterben, und beschädigen das Verdauungssystem und das äußere Skelett zu beschädigen.

Normalerweise ist Borax-Pulver neben Köder wie mischen mit Zucker, Honig, Marmelade, Erdnussbutter oder ein anderes leckeres Material verwendet, um die Schädlinge zu gewinnen. Wespen sind Borsäure-geschnürt Fleisch angezogen und stirbt nach wenigen Tagen der Einnahme.

37. **Pennyroyal** ist eine entzückende Blume, die eine natürliche Abschreckung für Mücken ist. Poleiminze ätherisches Öl ist ein effektives Insektenspray, die von Zecken, Mücken und andere beißen und stechen Schädlinge loszuwerden. Die getrocknete Minze Blätter können in das Haustier Haus/Käfig oder Bettwäsche get rid of Flöhe platziert werden.

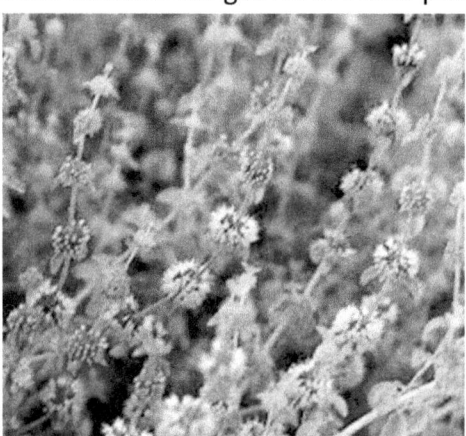

*Abb.: Die Poleiminze Blume*

Sie sind eine gute Ergänzung für Ihr Blumenbeet aufgrund ihrer attraktiven Gefieder und für die Herstellung guter Bodendecker. Das Werk fungiert als eine natürliche Barriere für das Haus außer als ein Insektenschutzmittel verwendet werden.

38. **Sweet Farn** *(Comptonia Wanderfalken)* hat zahlreiche Verwendungen. Eine der bekanntesten ist die des Seins ein natürlicher Insektenschutz. Der süße Farn eignet sich besonders im Freien um Schädlinge wie Mücken abzuwehren.

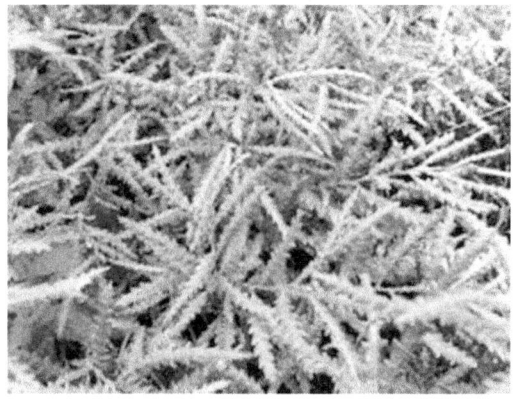

*Abb.: Sweet Farn ist ein Insektenschutzmittel, die sich im Freien lassen*

Der süße Farn wird verbrannt, um Insekten von einem Picknickplatz, ein Lager und sogar Lagerfeuer beißen zu halten. Das ätherische Öl können ausgepresst und als Spray im Haus get rid of Moskitos verwendet werden.

39. **Goldmelisse** (Monarda oder Horsemint) ist eine schöne blühende Pflanze, die wie ein Moskito repellent effektiv verwendet wird. Die ätherischen Öle können von den Blättern der Goldmelisse Absturz ausgepresst werden. Diese Öle verströmen

einen starken Geruch der Räucherstäbchen-wie, der Mücken verwirrt durch Maskierung von Körpergeruch. Ein blühende Goldmelisse Garten wirkt wie eine Barriere zum Beispiel Stechmücken ab, in das Haus abhält.

40. **Maismehl** wird oft als ein Lebensmittel für den menschlichen Verzehr verwendet. Maismehl ist wirksam gegen Ameisen und Termiten.

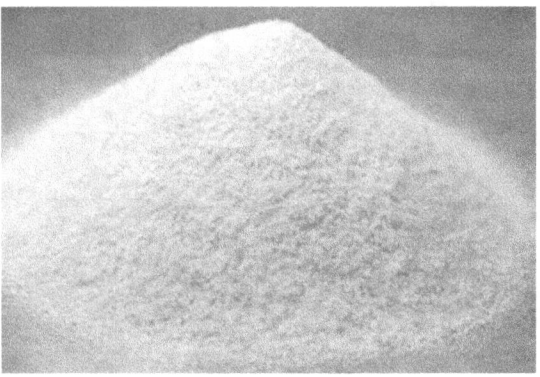

*Abb.: Maismehl hat eine sichere und wirksame Insektizid gegen Ameisen*

Gießen Sie kleine Mengen von Maismehl, wo Ameisen gesehen werden können. Die Ameisen werden Essen und sogar verstauen. Aber die Ameisen sind nicht in der Lage, Maismehl zu verdauen und werden Infolgedessen sterben. Maismehl ist natürlich und sicher auch in Häusern wo gibt es Kinder und Haustiere.

**Bonus natürliches Insektenschutzmittel**

Als Bonus ist Backpulver gemischt in gleichem Maße mit ein guten und natürlichen Kakerlake Killer. Die Mischung kann in Gebieten verteilt werden, wo Kakerlaken gesehen werden, um loszuwerden, die Kakerlaken.

## Kapitel 3:

## Präventive Lösungen für Ihre Haut

Eine gute Anzahl von Menschen leiden unter empfindlicher Haut, der Probleme darstellen kann, sobald es in Kontakt mit der natürlichen Insektenschutzmittel kommt. Empfindlicher Haut wird oft erhalten gereizt, werden schuppig und rot, auch mit den geringsten Kontakt mit den ätherischen Ölen, abgesehen davon, dass empfindlich auf andere Elemente wie Kosmetika. Nichts ist mehr als eine anhaltende Juckreiz unerträglich.

Die natürliche hausgemachte Insektenschutzmittel können eine allergische Reaktion bei Kontakt mit der Haut auslösen. Menschen mit hypersensibler Haut sind auf dem höchsten Risiko für allergische Reaktionen, wenn ihre Haut in Kontakt mit den ätherischen Ölen kommt oder anderen Produkten mit ätherischen Ölen gemischt, Insektenschutzmittel zu machen. Andere Faktoren können eine Rolle bei der Auslösung und verschlimmert eine allergische Reaktion wie die Sonne und Alkohol als Verdünnungsmittel oder Träger in die hausgemachten Insektenschutzmittel verwendet auch spielen.

# The Ultimate Guide: 40 Natural Homemade Insect Repellents

Menschen mit empfindlicher Haut geraten, versuchen und herausfinden, welche Produkte Probleme auf ihrer Haut darstellen könnte. Zunächst werfen wir einen Blick auf die häufigsten Symptome der empfindliche Haut:

- Schuppige und raue Flecken auf der Haut

- Straff und juckende Haut

- Kleine rote Beulen auf der Haut oder Nesselsucht.

- Schwellungen

- Hitzeausschlag

- Brennen und stechen

- Flushing, die durch rote Pickel begleitet sein kann

- Rötung um die Augen

Ein besseres Verständnis der Ursachen für empfindliche Haut und die Faktoren, die sie verschlechtern können helfen, die Auswirkungen und verringern Vorkommen von Haut-Allergien.

Stoffe, die Allergien der Haut verursacht sind leicht zu erkennen durch einen Hauttest. Es ist wichtig, die genaue Ursache zu finden, die den Körper schwächenden reagieren macht. Der Hauttest wird helfen, die Allergene zu identifizieren, die allergische Reaktionen auslösen.

Der Hauttest kann auf zwei Arten erfolgen:

# The Ultimate Guide: 40 Natural Homemade Insect Repellents

A. die epidermalen Hauttests

Die äußerste Schicht der Haut wird die Epidermis genannt. Es ist die Schicht der Haut, dass wir alle sehen und was uns vor äußeren Einflüssen schützt. Es ist auch die Ebene, die in direkten Kontakt mit den hausgemachten Insektenschutz kommt.

Die epidermalen Hauttest ist einfach die Patch-Test genannt. Die Prüfung erfolgt durch einen Patch in das vermutete Allergen (ätherisches Öl) einweichen und Befestigung an der Haut oder einfach platzieren das vermutete Allergen auf die Haut und in Position halten. Der Patch bleibt Platz für eine angemessene Dauer der Zeit für die Symptome einer allergischen Reaktion auf der Haut zu beobachten.

(B) die perkutane Hauttests

Die perkutane Hauttest ist die zweite Art der Hauttest beinhaltet die tieferen Schichten der Haut Du musst unter der Epidermis zu bekommen.

Der Test erfordert, dass das Allergen (ätherisches Öl) direkt in die Haut durch stechen oder kratzen eingeschleust wird. Ein kleiner Moment darf vor der Überprüfung für eine Reaktion. Der Stich sollte nicht tief um Blutungen, es sollte gerade ausreichen, um der Epidermis zu kratzen und setzen die zugrunde liegende Schicht der Haut.

Ergebnisse

# The Ultimate Guide: 40 Natural Homemade Insect Repellents

Die Ergebnisse der diese Hauttests sind fast sofort und daher eine individuelle erhalten zu wissen, ob die hausgemachte Insektenschutzmittel eine Allergie auslöst. Ein weiterer Vorteil ist, dass der Test mit winzige Mengen von abweisend zu suchende eine allergische Reaktion, während zu Hause ausprobiert werden kann. Das Verfahren ist völlig schmerzfrei außer etwas Unannehmlichkeit für Menschen mit hypersensibler Haut.

Zusammenfassend ist es wichtig, die folgenden Tipps zum Schutz der Haut zur Kenntnis nehmen

A. nie Verwendung rein und konzentriert ätherische Öle auf der Haut; Verwenden Sie immer eine Verdünnung. Als Faustregel für die Haut-Anwendungen verwenden Sie nicht mehr als eine Konzentration von 5 % ätherisches Öl.

B. Testen Sie Ihre abweisend auf einer kleinen Fläche der Haut für 24 Stunden zu sehen, ob es jede Art von Reizung wegen Hautallergien oder Empfindlichkeiten zu den Ölen verursacht.

C. verwenden Sie C. nicht für Kinder unter 3 Jahren oder jedes Kind, das kann die Augen reiben oder lecken der Haut, die behandelt wurde. Sparsam mit natürlichen Mückenschutz auf kleine Kinder. Erkundigen Sie sich bei Ihrem Hausarzt vor der Verwendung.

D. verwenden Sie Ihre Hände um die abweisend auf Ihr Gesicht, halten weg von Augen, Nase und Mund anzuwenden. Vermeiden Sie, dass es in jede offene Wunden, Wunden oder Schnitten. Nach dem Auftragen waschen Sie Hände mit Seife und Wasser.

E. kann eine Test-Patch auf der Kleidung zu sehen, ob es Flecken. Wenn Sie das Sojaöl weglassen, wird es eine geringere Chance der Färbung haben. Sie könnten immer eine Mischung machen, auf Kleidung (kein Soja oder Kokosöl) und einem separaten Behälter für die Anwendung auf der Haut (mit Soja oder Kokosöl).

F. vermeiden, die abweisend auf Leder, Vinyl oder anderen ähnlichen Stoffen; Das ätherische Öl kann sie dauerhaft färben.

## Kapitel 4:

## Prävention will Schädlinge in Haus und Garten zu vermeiden

Der Schädling-Probleme im Haus haben begonnen, von außen, wo der Schädling züchten, oder ein Haus eingerichtet haben. Die Schädlinge werden in der Regel dringen in das Haus auf der Suche nach Nahrung, Wasser und Obdach.

Es gibt eine Reihe von Maßnahmen, die ergriffen werden können, den Schädling-Probleme auch ab zu stoppen. Im folgenden sind Maßnahmen, die ergriffen werden können, um zu verhindern, dass Schädlinge ins Haus bekommen.

# The Ultimate Guide: 40 Natural Homemade Insect Repellents

- Regelmäßig reinigen Sie Oberflächen und Zähler in der Heimat, Schädlinge entfernt zu halten. Fegen und die Böden im Haus sauber halten die Gerichte, sauberes, klares und reinigen Sie die Küchekostenzähler und trocknen das Bad. Speisereste Material ist eine große Lockstoff für Insekten wie Stubenfliegen, Schaben und Ameisen.

- Vollständig zu verschließen, die Risse und Spalten in den Bereichen wo Dienstprogramme das Haus betreten und die Formteile, die äußeren Türen und Fenstern umgeben. Risse so klein wie ein Zentimeter breite einen Eintrag lässt Punkt für Insekten.

- Bei Verwendung von Brennholz zum Heizen, Stapeln Sie das Holz aus dem Boden in einem Bereich vom Haus entfernt. Halten Sie Brennholz neben den Außenwänden des Hauses oder unter dem Haus nicht. Schädlinge sind in der Regel verstecken im Wald, Schutz zu suchen sowie Food-Material.

- Halten Sie Schränke und andere Lagerflächen frei von Verschmutzungen und immer sauber, um Insekten entfernt zu halten.

- Trocknen Sie Mops und Lumpen, zieht Schädlinge aufgrund der darin enthaltenen Feuchtigkeit zu vermeiden.

- Haben Lichter befindet sich direkt oberhalb der Eingangstüren zum Haus. Das Licht sollte so platziert werden, in Bereichen weit weg von der Tür zu gewährleisten, dass Insekten sind weniger wahrscheinlich, in zu fliegen, wenn die Türen geöffnet werden.

- Chemische und Siegel identifiziert Ritzen und Spalten in der Stiftung, wo Insekten sind gefunden und Eintritt in das Haus gewinnen können.
- Durch regelmäßige Kontrollen von der Untergeschosse und Holzoberflächen im Untergeschoss für Feuchtigkeit, die Schädlinge anlocken kann ausgesetzt.
- Halten Sie Lebensmittel wie Brot, Getreide und Cracker in verplombten Behältnissen zu Schadinsekten ab, in der Nahrung zu vermeiden.
- Reparatur undichter sinkt und Rohre rund um das Haus, Feuchtigkeit in zu beseitigen und um das Haus herum.
- Lassen Sie Staunässe im Garten oder rund ums Haus. Wasser wirkt wie eine blutende Boden für Schädlinge wie Mücken. Für den Pool ist ein Brunnen bevorzugt, um das Wasser zirkulieren, um zu vermeiden, erstellen eine Blutung vor Ort.
- Vakuum reinigen Sie regelmäßig die Möbel im Haus und die Teppiche haben Sie Haustiere (Hunde und Katzen), die können Schädlinge wie Flöhe, wenn im freien abholen und bringen sie ins Haus.
- Entfernen Sie pet-Schalen und bereinigen, nachdem Ihre Haustiere gefüttert wurden, um Schädlinge zu verhindern, wird das übrig gebliebene Essen oder Wasser angezogen.

# The Ultimate Guide: 40 Natural Homemade Insect Repellents

- Warten Sie nicht bis zum nächsten Tag um Lebensmittel, die Sie heute genossen zu verwerfen.
- Halten Sie Hausmüll in einem verschlossenen Behälter (sollte einen Deckel haben), der in einem Gebiet befindet, die leicht zu reinigen ist. Abfallentsorgung ist ein sehr wichtiger Aspekt der Insekten Prävention.
- Pflanzen Ihr Gemüse und anderen Gartenpflanzen in einem Gebiet vom Haus getrennt, da diese Blutungen Grund für Schadinsekten fungieren können. Alternativ Insekten Abwehr Pflanzen in der Nähe des Hauses zu einen doppelten Zweck der Ästhetik und als Barriere gegen Insekten dienen.
- Klare Unkraut und Sträucher im Garten und vor allem diejenigen, die in der Nähe des Hauses befinden.
- Installieren Sie eine feinmaschiges Bildschirm Abdeckung auf aufgedeckt Kanalisation Weg Schadinsekten zu halten.
- Überprüfen Sie regelmäßig, Dach und Wände auf Anzeichen von Karies oder etwas, die ein Potenzial zu Hause für Schädlinge werden könnte
- Vermeiden Sie Mulch kommen in direkten Kontakt mit der Stiftung des Hauses.
- Können Sie Nützlinge wie Marienkäfer und playing Mantis eingeführt in Ihrem Garten, um auf andere Insekten parasitieren, die ein Ärgernis sind.

- Vermeiden Sie die Lagerung von Material unter einem hängenden Boden um Schädlinge von dort Blutungen zu vermeiden.
- Nutzung fallen in den Garten, den Schädling zu fangen, bevor sie das Haus betreten.
- Interplant und drehen ernten im Garten, um sicherzustellen, dass Schadinsekten, die speziell für eine Ernte beseitigt werden.
- Schließlich Pflanzen Insektenschutz wie Katzenminze, Ringelblumen und Citronella rund um das Haus zu verhindern, dass die Schädlinge ins Haus bekommen.

## Kapitel 5:

## Tipps und Strategien, um Ihre Heimat Schädling frei zu halten

Schädlinge stellen eine große Gefahr für die Gesundheit Ihrer Familie und Ihr Eigentum. Andere Schadinsekten sind nur ein Ärgernis. Die Insekten tragen Krankheit tragen Bakterien, Protozoen und Viren, die für ältere Menschen und für die kleinen Kinder tödlich erweisen.

Die Beseitigung der Bedrohung von Schädlingen sollte versuchen, die Ursachen eher Behandlung der Symptome des Befalls zu erreichen. Es gibt Strategien, die Sie ergreifen können, um die Familie sowie das Eigentum zu schützen.

Das Haus muss sauber und trocken gehalten werden

# The Ultimate Guide: 40 Natural Homemade Insect Repellents

Das Haus hat den Schadinsekten unwirtlichen vorgenommen werden. Es kann erreicht werden durch die Abschaffung von verdorbenen Lebensmitteln, stehendes Wasser und Hygiene zu verbessern. Halten Sie Müll in Behälter mit Deckel und diese sollten regelmäßig geleert werden.

Pflegen Sie Ihr Zuhause

Ihr Haus in gutem Zustand zu halten ist wichtig für eine sichere und gesunde Umwelt für Ihre Familie. Es macht auch Ihr Haus mehr einladend für Sie und Ihre Familie und weniger einladend für Schädlinge!

Alle möglichen Zugänge zu versiegeln

Risse, Spalten und Schadstellen erlauben Schadinsekten, ihren Weg ins Haus finden. Viele der Insekten werden wirklich diese Einstiegspunkte erschnüffeln. Es sind leicht zu erkennen wie Gebiete durch die Lichtstrahlen Stream durch. Suchen Sie nach Lücken wo Dienstprogramme das Haus check geben Sie für fehlende Fliesen und Lücken zwischen der Stiftung und dem Haus. Regelmäßige Wartungsarbeiten rund um das Haus hilft die Insekten fern zu halten.

Verwenden Sie die chemischen kostenlose Strategien

Selbst mit der besten Bemühungen können noch einige Schädlinge ins Haus kommen. Diese können Sie durch den Einsatz von fallen wie Pheromonfallen, Fliegen fallen, Lichtfallen und Glas fallen beschäftigen.

# The Ultimate Guide: 40 Natural Homemade Insect Repellents

Installieren Sie Bildschirme über Schornstein Schlitze und Öffnungen

Die Öffnungen um das Haus, das nicht gefüllt werden können sollten mit Spezialist Bildschirme oder Lüftungsöffnungen um sicherzustellen, dass Schadinsekten die Heimat nicht eingeben, abgedeckt werden. Diese Bildschirme sollte sollten richtig gepasst werden und repariert oder ersetzt regelmäßig da Schadinsekten durch vernachlässigte Schornstein Öffnungen und Öffnungen zugreifen können.

Das Haus entrümpeln

Entfernen Sie das Chaos rund um das Haus und auch die Unordnung außerhalb des Hauses. Die Elemente, die die Unordnung wie Kartons, Holz, Plastiktüten und Zeitungen bilden bieten Verstecke für Schädlinge. Diese Elemente sollten ganz aus dem Haus entfernt oder entfernt das Haus um die Blutung zu verhindern und die Verbreitung von Insekten im und um das Haus gespeichert.

Ändern Sie Ihre Beleuchtung

Verschiedene Arten von Insekten sind natürlich Licht angezogen. Termiten und Motten sind am häufigsten vorkommenden Insekten mobbing um eine Glühbirne. Die Lichter auf der Außenseite sollte als auch vor allem diejenigen direkt vor den Eingängen und auf der Terrasse ersetzt werden. Die Decke von der Veranda sollte blau gemalt werden die gleiche Farbe wie der Himmel zu täuschen die Schädlinge und verhindern, dass sie Gebäude von Nestern.

Abfall richtig entsorgen

Lebensmittel und Speisereste im Haus sollten in der richtigen Weise entsorgt werden. Um Schädlinge zu vermeiden, reinigen Sie alle verschüttete und übrig gebliebene Lebensmittel von Leistungsindikatoren und Boden. Diese Abfälle Lebensmittel sollten in einem Lagerplatz aufbewahrt werden, die einen Deckel hat. Der Lagerplatz sollte in einer Lage von den Eingängen des Hauses zu halten Insekten entfernt stationiert. Wurf sollte gelöscht werden aus dem Hause so, daß es Doesnot ziehen Schadinsekten.

Halten Sie Ihr Haus trocken

Feuchtigkeit und Wasser locken Insekten ins Haus. Ein gutes Beispiel wie die Schabe nach Hause trocken wird, die Hilfe von Insekten loswerden zu halten ist. Schaben werden nur für eine Woche ohne Wasser überleben, während sie einen Monat ohne Nahrung überleben können.

Wasser sollte von einem Waschbecken oder Bad, diese Bereiche trocken zu halten abgelassen werden. MOP entfernt alle Paddel Wasser zu Hause und Mops völlig ausgetrocknet, bevor Sie gespeichert werden.

Dachrinnen sollte installiert und repariert, direkte Wasser Weg von der Außenseite des Hauses. Kümmern uns um undichte Leitungen und Geräte, das Haus trocken zu halten.

Überprüfen Sie die Dinge, die Sie in Ihrem Haus zu bringen

Elemente, die Sie von außen zu, was, die das Haus gründlich geprüft werden soll, für Schadinsekten bringen um sicherzustellen, dass Sie ihnen nicht ins Haus bringen. Die Liste der Elemente, die geprüft werden soll umfasst Lebensmittel und sogar Haustiere. Sie sollten gründlich gereinigt werden, um sicherzustellen, dass alle Schädlinge losgeworden sind.

## Fazit

Die natürliche Repellentien alle haben bestimmte Einschränkungen, die wir wissen sollten, um ihre schützenden Eigenschaften gegen gemeinsamen Haushalt Insekten Haustiere zu verbessern. Wir haben die wichtigsten Faktoren in Betracht zu setzen, wenn die natürliche Insektenschutzmittel und Insectcides mit aufgeführt.

i. Menge: In Reihenfolge für natürliche Repellentien um wirksam zu sein, müssten Sie sie in großen Mengen zu haben.

II. Komfort und Zeit: Du musst auch ständig zu überprüfen, auf natürlichen Repellentien um sicherzustellen, dass sie noch wirksam sind. Die meisten ätherischen Öle bieten nur Schutz für eine begrenzte Zeitdauer.

III. Wirksamkeit: einige natürliche Substanzen fungieren als Insektenschutzmittel aber keinen Insektizid-Funktionen. Lernen Sie die ätherischen

# The Ultimate Guide: 40 Natural Homemade Insect Repellents

Öle entsprechend ihrer Eigenschaften unterscheiden. Insektenschutzmittel tötet Insekten nicht. Diese Repellentien reduzieren die Belastung durch schädliche Insekten durch Ihren Körpergeruch maskieren.

Ein Großteil der natürlichen Repellentien enthalten Wasser anstelle von Alkohol als der Träger-Basis. Es ist ein großer Vorteil, denn Wasser weniger volatil ist und nicht so schnell wie Alkohol verdampft. Wasser hat minimale Hautabsorption, was bedeutet, dass es mehr abweisend auf der Haut hinterlässt. Wasserbasierte Produkte werden länger dauern, da gibt es weniger Notwendigkeit, erneut zu kandidieren.

Schließlich sind die natürlichen Insekten Glitzerpigmenten und Insektizide sicher für den Einsatz. Sie werden helfen, die Kontrolle und Ausbrüche von Insekten übertragene Krankheiten verhindern. Viele Insekten tragen und verbreiten Krankheiten wie West-Nil-Fieber, Borreliose und Beulenpest.

www.ingramcontent.com/pod-product-compliance
Lightning Source LLC
Chambersburg PA
CBHW060226290526
45789CB00003B/1434